Farhat CHELBI
Abderrahmen SOUID
Boujemaa TOUATI

Avaliação do tratamento com parafusos das fracturas do calcâneo em Gafsa

Farhat CHELBI
Abderrahmen SOUID
Boujemaa TOUATI

Avaliação do tratamento com parafusos das fracturas do calcâneo em Gafsa

Estudo de 58 pacientes (66 calcâneos)

ScienciaScripts

Imprint

Cover image: www.ingimage.com

This book is a translation from the original published under ISBN 978-620-6-71682-2.

Publisher:
Sciencia Scripts
is a trademark of
Dodo Books Indian Ocean Ltd. and OmniScriptum S.R.L publishing group

120 High Road, East Finchley, London, N2 9ED, United Kingdom
Str. Armeneasca 28/1, office 1, Chisinau MD-2012, Republic of Moldova, Europe
Printed at: see last page
ISBN: 978-620-8-17275-6

O meu ***orientador de tese***

Dr. Abderrahmen SOUID

Como prova da honra que me concedeu ao aceitar orientar esta dissertação. Obrigado por me ter orientado. O seu rigor e os seus conselhos foram essenciais para o sucesso deste trabalho.

O meu ***codiretor de dissertação, Dr. Boujemaa TOUATI***

Ajudaram-me imenso na preparação deste trabalho. Muito obrigado pela vossa disponibilidade, paciência e modéstia.

ÍNDICE DE CONTEÚDOS

LISTA DE ABREVIATURAS

DIACF: Fracturas Intra-articulares Deslocadas do Calcâneo

CSF: Fixação por parafuso canulado

PREÇO: Proteção, repouso, gelo, compressão, elevação

ORIF: Redação Aberta e Fixação Interna

AOFAS : 6RciéWé $PéUicDiQH G'2UWKRSéGiH GX SiHG HWGH OD cKHYiOOH

MISTA: $SSURcKH 0iQi-IQYDViYH GX 6iQXV GX 7DUVH

CSC: &iPHQW DX 6XOIDWH GH &DOciXP

PR: 5éGXcWiRQ 3HUcXWDQéH

INTRODUÇÃO

O calcâneo é o maior osso docalcanhar e é responsável por 65% das fracturas do tarso, mas apenas 1 a 2% das fracturas de todo o esqueleto [1]. O

O calacâneo articula-se com o tálus (astrágalo) na parte superior e com o cuboide na parte anterior; está em contacto direto com o solo, suporta todo o peso do corpo e redistribui as tensões estáticas e dinâmicas na perna. Contribui para o equilíbrio do retropé e actua como amortecedor do impacto da marcha. As fracturas ocorrem geralmente em jovens adultos após uma queda de um lugar alto, são dolorosas e provocam uma incapacidade significativa, uma vez que impedem a pessoa de se manter de pé durante várias semanas.

Uma fratura do calcâneo limita a atividade física, atrasa o regresso ao trabalho e pode ter outras consequências, como a alteração do calçado e a necessidade de usar palmilhas ortopédicas.

(Q cDV GH UHWDUG GiDJQRVWiTXH HW/RX GH SUiVH HQ cKDUJH, OD IUDcWXUH GX cDOcDQéXP SHXW cDXVHU XQH iQcDSDciWé à ORQJ WHUPH. 3OXV TXH 10% GH cHV IUDcWXUHV QH VRQW SDV UHSéUéHV ORUV GX SUHPiHU SDVVDJH DX[XUJHQcHV [2]

Consoante o tipo de fratura e a relação benefício-risco, o tratamento pode ser cirúrgico ou ortopédico. A cirurgia requer a inserção de placas ou parafusos para estabilizar o calcâneo depois de a fratura ter sido reduzida. As fracturas intra-articulares deslocadas do calcâneo (FIDC) são o tipo mais comum de fratura do calcâneo. As diferenças na eficácia terapêutica entre a fixação com parafusos canulados (FPC) e a fixação com placas ainda não são claras.

O tratamento não cirúrgico, conhecido como tratamento ortopédico ou funcional, consiste inicialmente em elevar a perna, aplicar compressas de gelo e depois colocar uma tala para imobilizar o tornozelo e o pé.

Qualquer que seja o tratamento, a pressão sobre o calcanhar é proibida durante 6 a 8 semanas.

O objetivo deste estudo foi investigar os resultados funcionais e anatómicos do tratamento facial das fracturas do calcâneo no departamento de ortopedia-traumatologia do hospital regional de Gafsa.

MATERIAIS E MÉTODOS

I - TIPO DE ESTUDO

Trata-se de um estudo retrospetivo, descritivo e analítico, de um único centro, dos casos de fratura do calcâneo operados entre 2015 e 2022.

II - POPULAÇÃO ESTUDADA

1RWUH éWXGH D iQWéUHVVé OHV SDWiHQWV RSéUéV SRXU IUDcWXUH GX cDOcDQéXP DX serviço de ortopedia-traumatologia do hospital regional GH *DIVD.

II - 1 Critérios de inclusão

* /HV IUDcWXUHV GH cDOcDQéXP

* 7UDiWéV SDU YiVVDJH à ciHO RXYHUW

* 8Q UHcXO PiQiPXP GH 6 PRiV

II - 2 Critérios de não-inclusão :

* /HV 3RO\WUDXPDWiVéV

II - 3 Critérios de exclusão :

-)UDcWXUHV GX cDOcDQéXP, WUDiWéV RUWKRSéGiTXHPHQW

III - Classificações e definições utilizadas

III-1 Medição do ângulo de Bohler para avaliar a depressão talâmica (apêndice 1): VN= 25-40 graus

- **1 ^{er}grau: Ângulo ainda positivo**
- **^{ème}2 graus: Ângulo zero**
- **3 ^{ème}graus :Ângulo negativo**

III-2 Classificação de Duparc para as fracturas do tálamo [3] :

- **Tipo I:** DIUcWXUH-VéSDUDWiRQ com 2 DIUJPHQWV; DQWéUR-iQWHUQH HW SRVWéUR-H[WHUQH, QRQ GéSODcéH
- **Tipo II:** DIUcWXUH-VéSDUDWiRQ com 2 IUDJPHQWV; DQWéUR-iQWHUQH HW SRVWéUR-

H[WHUQH DYHc OX[DWiRQ GX IUDJPHQW SRVWéUR-iQWHUQH

- **Tipo III:** IUDcWXUH-VéSDUDWiRQ à WURiV IUDJPHQWV; DQWéUR-iQWHUQH, SRVWéUR-H[WHUQH HW cRUWicR-WKDODPiTXH
- **Tipo IV:** IUDcWXUH-VéSDUDWiRQ à TXDWUH IUDJPHQWV; DQWéUR-iQWHUQH, SRVWéUR-H[WHUQH HW UHIHQG GX IUDJPHQW cRUWicR-WKDODPiTXH
- **Tipo V:** DIUcWXUH cRPPiQXWiYH

III-3 Classificação UTHEZA (apêndice 2)

/D cODVViIicDWiRQ GH UéIéUHQcH, RQ QRWH OHV YDUiDQWHV DX[3 IRUPHV SUiQciSDOHV :

- 9HUWicDOH
- +RUi]RQWDOH (a XQ WUDiW RX a 2 WUDiWV)
- 0i[WH (para XQ WUDiW RX para 2 WUDiWV)

Envolvimento da tuberosidade maior VRXV-HQWHQG OD YDUiDQWH © SURSDJéH ª.

III-4- Classificação SANDERS (apêndice 3)

/D cRWDWiRQ GH **KITAOKA** HW DO. >4@ D éWé XWiOiVéH SRXU éYDOXHU OHV UéVXOWDWV IRQcWiRQQHOV HQ VH EDVDQW VXU 3 SDUDPèWUHV : OD GRXOHXU, OD IRQcWiRQ HW O'DOiJQHPHQW GH O'DUUièUH SiHG. /H UéVXOWDW D éWé cRQViGéUé H[cHOOHQW, ORUVTXH OH VcRUH JOREDO éWDiW HQWUH 95 HW 100, ERQ ORUVTX'iO éWDiW HQWUH 80 HW 94, PR\HQ ORUVTX'iO éWDiW HQWUH 50 HW 79 HW PDXYDiV ORUVTX'iO éWDiW iQIéUiHXU à 50.

/HV UéVXOWDWV DQDWRPiTXHV RQW éWé éYDOXéV VXU OD EDVH GHV UDGiRV GH OD cKHYiOOH GH IDcH HW GH SURIiO HQ cKDUJH HW XQH iQciGHQcH UéWUR-WiEiDOH DVcHQGDQWH. 2Q D XWiOiVé OD cRWDWiRQ GH %$%I1 HW DO. >5@ TXi VH EDVH VXU OD PHVXUH GH O'DQJOH GH **BÖHLER** , OH UéVXOWDW DQDWRPiTXH éWDiW cRQViGéUé WUèV ERQ ORUVTXH O'DQJOH GH %Ö+/(5 éWDiW VXSéUiHXU RX éJDO à 25*f*, ERQ TXDQG iO éWDiW cRPSUiV HQWUH 20*f* HW 25*f*, SDVVDEOH TXDQG iO éWDiW cRPSUiV HQWUH 10*f* HW 20*f* HW PDXYDiV TXDQG iO éWDiW iQIéUiHXU a 10*f*.

IV O - ESTUDO

IV - 1 Estudo descritivo

/HV YDUiDEOHV TXDQWiWDWiYHV éWDiHQW GécUiWHV HQ XWiOiVDQW OHV PR\HQQHV, a diferença entre

W\SH HW OHV OiPiWHV.

/HV YDUiDEOHV TXDOiWDWiYHV RQW éWé GécUiWHV HQ XWiOiVDQW OHV SURSRUWiRQV.

IV - 2 Estudo analítico

/D cRPSDUDiVRQ GHV SURSRUWiRQV éWDiW UéDOiVéH SDU OH WHVW GH © cKi2 ª GH 3HDUVRQ

O estudo da relação entre duas variáveis TXDQWiWDWiYHV D éWé HIIHcWXéH JUâcH à

utilizando o coeficiente de correlação de Pearson.

3RXU WRXV OHV WHVWV UéDOiVéV, OH VHXiO GH ViJQiIicDWiRQ D éWé Ii[é a 5%.

IV - 3 Tratamento de dados

A introdução e a análise dos dados foram efectuadas em uWiOiVDQW OH ORJiciHO (Si iQIR

GDQV VD 7èPH YHUViRQ

V - CONSIDERAÇÕES ÉTICAS

Ao longo deste trabalho, tivemos o cuidado de respeitar a ética e a confidencialidade dos dados individuais, bem como o anonimato dos doentes.

RESULTADOS

A nossa série incluiu 58 doentes (66 calcâneos), 8 dos quais com fracturas bilaterais.

I. Estudo descritivo

I-1 Caraterísticas demográficas

A idade média foi de 38,05 anos, com um desvio padrão de 16,43 anos e extremos entre 15 e 85 anos.

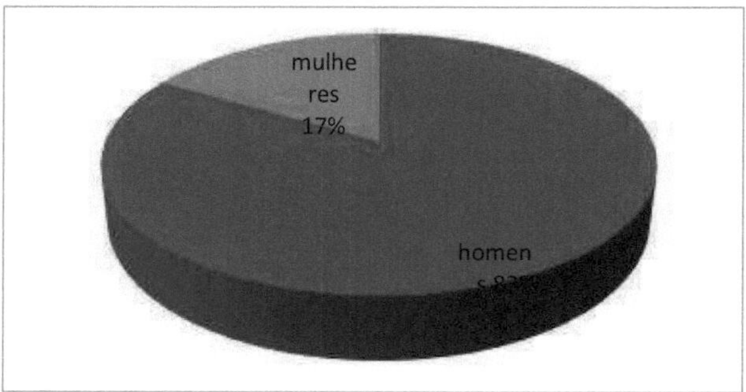

Figura 1: Repartição por género

Havia 9 mulheres e 49 homens com um rácio M/F=5,44

I-2 Caraterísticas das fracturas do calcâneo

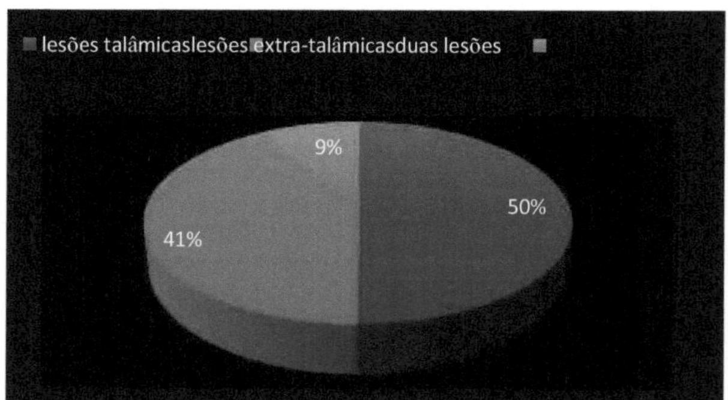

Figura 2: Distribuição de acordo com as lesões talâmicas e extra-talâmicas

28 lesões extra-talâmicas, 34 lesões talâmicas 6 lesões duplas (talâmicas e extra-talâmicas)

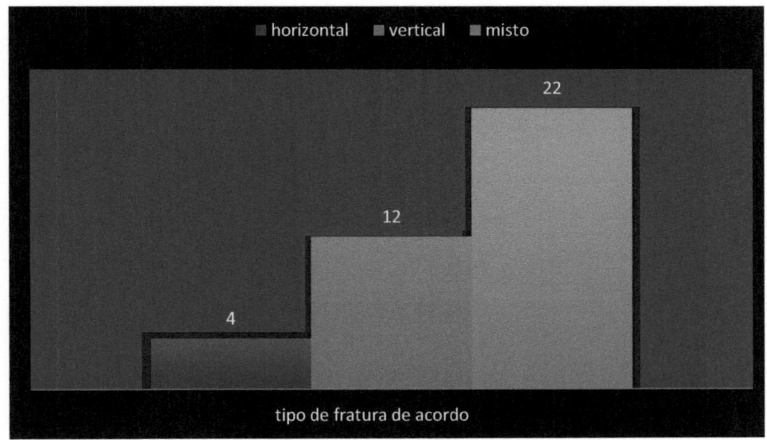

Figura 3: Repartição por UTHEZ

A depressão talâmica era vertical na maioria dos casos.

Tipo de fratura de acordo com Uthez: 4 horizontais, 12 verticais, 22 mistas, 15 não tipadas Os tipos IV e V foram a maioria.

Quadro I: Distribuição dos doentes de acordo com a classificação DUPARC

Tipo de fratura	Número	Percentagem
Duparc I	11	19.3
Duparc II	5	8.8
Duparc III	6	10.5
Duparc IV	10	17.5
Duparc V	10	17.5
Não típico	15	26.3
Total	57	100

O ângulo de Bohler foi positivo em 55,8% dos casos.

Tabela II: Distribuição dos doentes de acordo com o ângulo de BOHLER

Ângulo de Bohler	Número
Positivo 25	2
Positivo 20	6
Positivo 15	9
Positivo 10	7
Nenhum	3
Invertido -15	6
Invertido -10	2
Não especificado	8
Total	43

14 doentes (24,13%) apresentavam outras lesões associadas, principalmente lombares. Todas elas foram observadas em doentes com fracturas intra-articulares.

Quadro III: Tipos de lesões associadas

	Lesões associad asNúmero
Lombar	8
Perna	2
Fratura do pilão tibial+astragal	1
Fratura do pilão tibial	1
Fratura do osso navicular + talo	1
Fratura do talo	1

I-3: Tratamento-Evolução:

Todos os doentes foram submetidos a elevação aberta e fixação com parafusos através de uma abordagem lateral.

No seguimento, o resultado funcional global foi bom a excelente em 40 casos

(69%). A Tabela V na secção analítica abaixo mostra os factores que influenciam o resultado funcional.

Em concordância com os resultados funcionais, os resultados anatómicos foram bons a muito bons em 16 doentes (51%) de acordo com a classificação de Babin, com um ganho final de ângulo de 16,8° em média.

As complicações incluíram atraso na cicatrização, sépsis superficial e algodistrofia. Não registámos nenhum caso de necrose cutânea.

No último acompanhamento, 10% dos doentes apresentavam osteoartrose subtalar.

Quadro IV: Diferenças entre as fracturas talâmicas e extra-talâmicas

II. Estudo analítico

	Fx talâmico (34)	Fx extra-talâmico (14)	p-valor
Ida			
[15,35]	20	5	
]36,60]	12	5	0,1
]60,85]	2	4	
Género			
homens	29	10	0,4
mulheres	5	4	
Lesões associadas			
sim	11	0	1
não	21	0	
Pontuação de Kitaoka			
Mau	3	0	
Médio	19	0	**0,00013**
Bom	8	10	
excelente	4	4	

Quadro V: Factores que afectam os resultados funcionais

	Excelente (n=4)	Bom (n=6)	Médio (n=21)	Mau (n=3)	p-valor
Idade					
[15,35]	2	5	15	3	0,74
]36,60]	2	1	5	0	
]60,85]	0	0	1	0	
Género					
homens	4	6	21	3	1
mulheres	0	0	3	0	
Lesões associadas	0	3	10	1	0,4
sim	4	3	14	2	
não					
Duparc					
I	2	3	5	0	0,097
II	0	0	5	0	
III	2	0	2	0	
IV	0	3	6	1	
V	0	0	6	2	
Utheza					
Horizontal	0	0	2	0	**0,015**
Vertical	4	3	4	0	
Misto	0	3	18	3	

	Excelente (n=4)	Bom (n=13)	Médio (n=23)	Mau (n=3)	p-valor
Ângulo de Bohler					
Nenhum	0	0	3	0	
Posição em 10	1	3	3	0	
Posição a 15	3	3	3	0	
Posição em 20	0	4	2	0	
Posição a 25	0	0	2	0	0,1
Inverter -15	0	1	2	3	
Inverter -10	0	0	2	0	
	0	2	6	0	

DISCUSSÃO

I. Antecedentes anatómicos e clínicos [2]

O calcâneo é o osso do calcanhar. Durante as quedas com uma aterragem dura sobre o calcanhar, o calcâneo é colocado entre o tálus e o solo. Sofre uma grande contração de cisalhamento responsável pela XQH EDVcXOH GX WKDODPXV (OH WKDODPXV HVW OD SRUWiRQ articulação da parte superior do calcâneo em contacto com o talo).

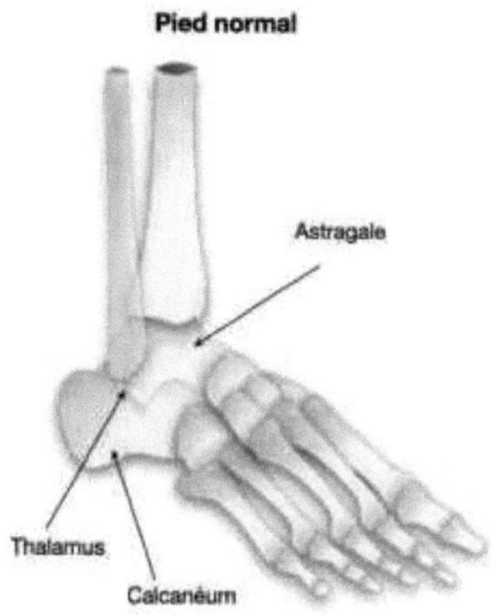

Figura 4: **Pé normal**

- **Mecanismo de lesão nas fracturas do calcâneo**

/D IUDcWXUH HVW cDXVéH SDU XQ cKRc YiROHQW VXU OH WDORQ HQWUDiQDQW XQH SUiVH HQ WHQDiOOH do calcâneo entre o solo e o tálus

/D IRUWH cRPSUHVViRQ HQJHQGUH XQH EDVcXOH GX WKDODPXV HW XQH IUDJPHQWDWiRQ GX cDOcDQéXP.

*éQéUDOHPHQW, OHV IUDcWXUHV cDOcDQéHQQHV VRQW SURYRTXéHV SDU XQH cKDUJH D[iDOH à KDXWH

éQHUJiH VXU OH SiHG (cKXWH GH KDXWHXU VXU OHV WDORQV). (OOHV VRQW VRXYHQW DccRPSDJQéHV G'DXWUHV EOHVVXUHV JUDYHV; 10% GHV SDWiHQWV DDQW XQH IUDcWXUH GX cDOcDQéXP SUéVHQWHQW XQH IUDcWXUH WDVVHPHQW WKRUDcR-ORPEDiUH.

/HV IUDcWXUHV GH IDWiJXH SHXYHQW DXVVi VXUYHQiU GDQV OH cDOcDQéXP, SDUWicXOièUHPHQW cKH] OHV DWKOèWHV HW OHV cRXUHXUV GH ORQJXH GiVWDQcH.

Um pouco de informação de base: as fracturas do calcâneo são conhecidas como fracturas do amante! Na altura, a fratura ocorria frequentemente quando um amante saltava de uma varanda para evitar ser visto.

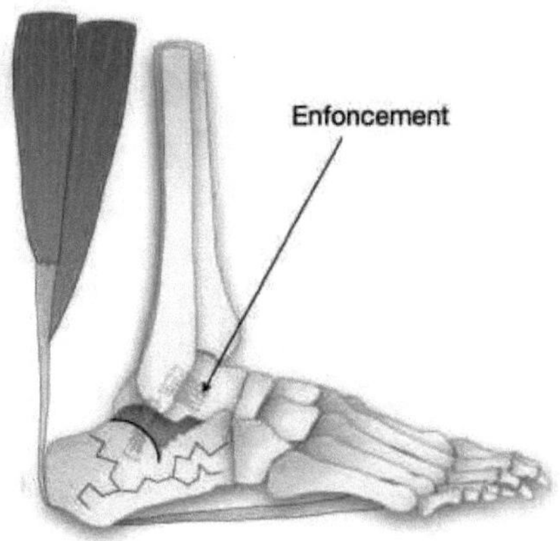

Figura 5: Depressão fracturada do calcâneo

O naufrágio GX WKDODPXV cDOcDQéHQ HQJHQGUH XQH SHUWH cRPSOèWH GH OD cRQJUXHQcH GH a articulação com o talo, cHOD cRQGXiUDiW a XQH éURViRQ DUWicXODiUH SURJUHVViYH (DUWKURVH).

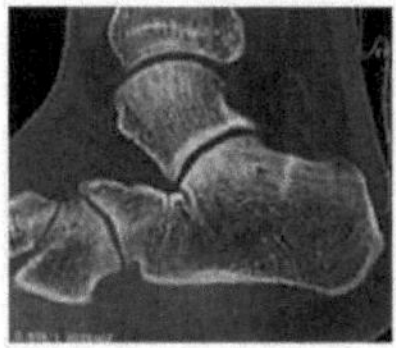

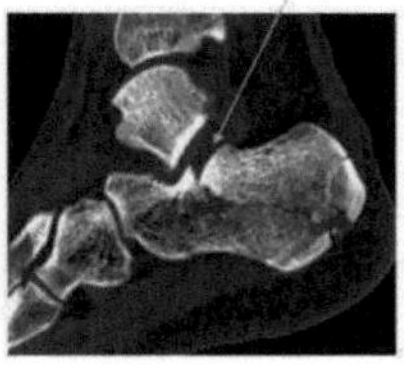

Figura 6: Imagens de um calcâneo normal e de um calcâneo fracturado (depressão talâmica)

➢ Como é tratada uma fratura do calcanhar?

- /H WUDiWHPHQW GH IUDcWXUH QRQ-GéSODcéH HVW QRQ cKiUXUJicDO, EDVé VXU XQH PiVH HQ GécKDUJH ViPSOH GH 3 PRiV DYHc XQH UééGXcDWiRQ SUécRcH à OD 3f VHPDiQH.
- 3RXU XQH IUDcWXUH GéSODcéH, OH WUDiWHPHQW HVW cKiUXUJicDO.
- /HV IUDcWXUHV H[WUD DUWicXODiUHV V\PSWRPDWiTXHV VRQW WUDiWéHV SDU 35I&((3URWHcWiRQ, 5HVW, IcH, &RPSUHVViRQ, eOéYDWiRQ) seguido de um iPPREiOiVDWiRQ SOâWUéH.
- Na ausência de um consenso terapêutico, o tratamento das fracturas DUWicXODiUHV GX cDOcDQéXP UHVWH WRXjRXUV GeOicDW HW VXjHW GH cRQWURYHUVHV. O objetivo do tratamento é restaurar a anatomia e o IRQcWiRQQHPHQW GX SiHG. /D PDjRUiWé GHV DXWHXUV RQW cRQcOX à OD VXSéUiRUiWé GX WUDiWHPHQW cKiUXUJicDO SDU UDSSRUW DX WUDiWHPHQW IRQcWiRQQHO, PDiV DYHc XQ UiVTXH DccUX GH cRPSOicDWiRQV. 3OXViHXUV PéWKRGHV WKéUDSHXWiTXHV RQW éWé SURSRVéHV. /H WUDiWHPHQW GH cKRi[SRXU OHV IUDcWXUHV complexo continua a ser a redução e osWéRV\QWKèVH para ciHO RXYHUW, OH WUDiWHPHQW

SHUcXWDQé SHXW êWUH XQH DOWHUQDWiYH YDODEOH SRXU OHV IUDcWXUHV ViPSOHV. /H YiVVDJH GRQQH GHV UéVXOWDWV cRPSDUDEOHV DX WUDiWHPHQW SDU SODTXH.

- **As regras da cirurgia**

/ a intervenção começa com OD UéGXcWiRQ GH OD IUDcWXUH SXiV para OD Ii[DWiRQ. IO IDXW éYiGHPPHQW UHVWiWXHU OH SOXV SRVViEOH OHV VXUIDcHV DUWicXODiUHV.

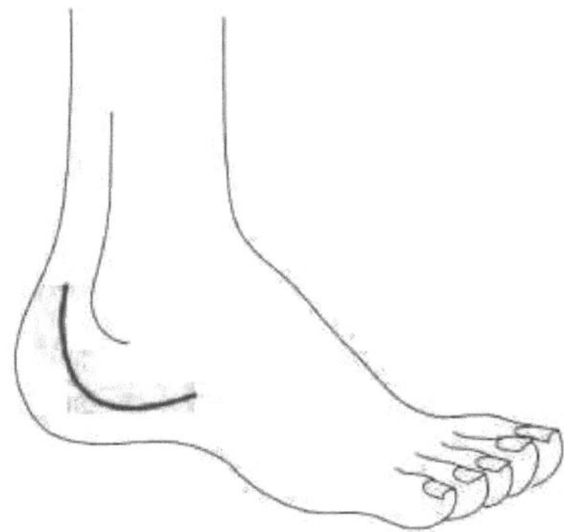

Figura 7: Abordagem cirúrgica da fratura do calcâneo

8QH iQciViRQ DUTXéH à OD SDUWiH H[WHUQH GX SiHG, SHUPHWWDQW para endereçar o cDOcDQéXP

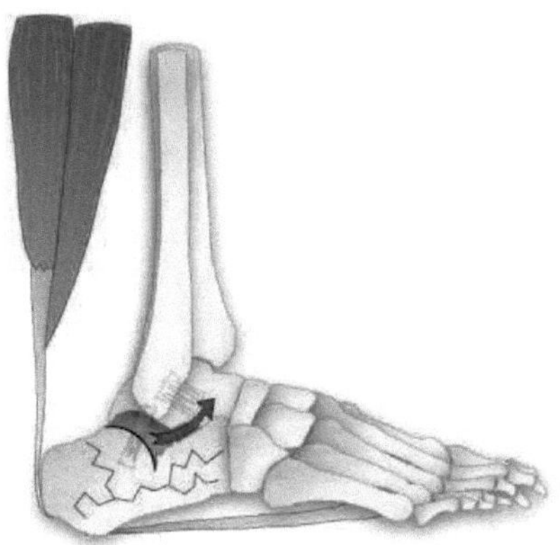

Figura 8: Reconstrução das superfícies articulares

$IiQ GH UHcRQVWiWXHU OHV VXUIDcHV DUWicXODiUHV, OH WKDODPXV HVW UHOHYé

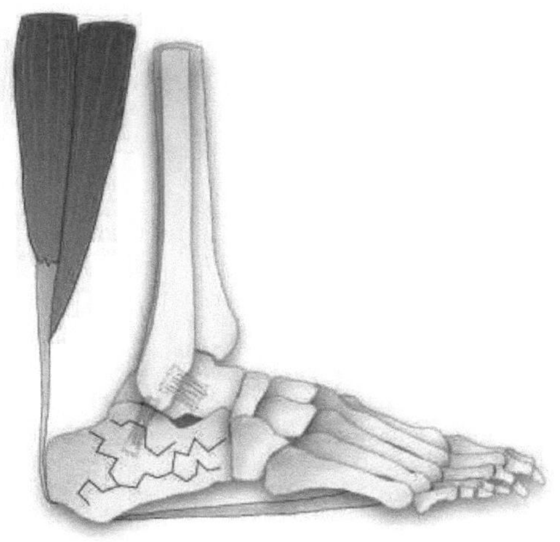

Figura 9: Redução da fratura do calcâneo

A fratura é reduzida...

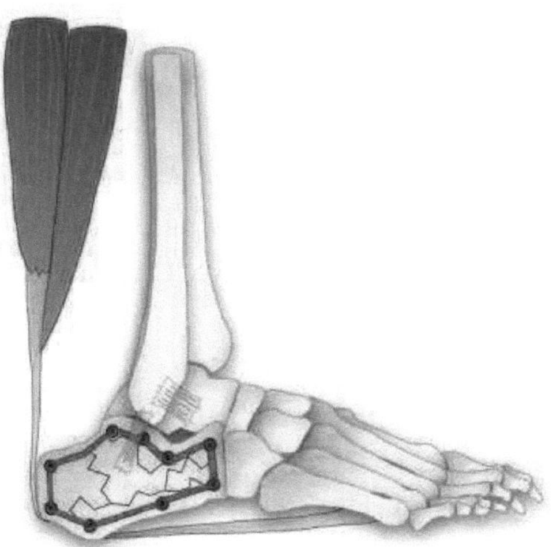

Figura 10: Fixação da fratura do calcâneo

(Q IiQ Ii[DWiRQ SDU YiVVHV RX SODTXHV HQ WiWDQH.

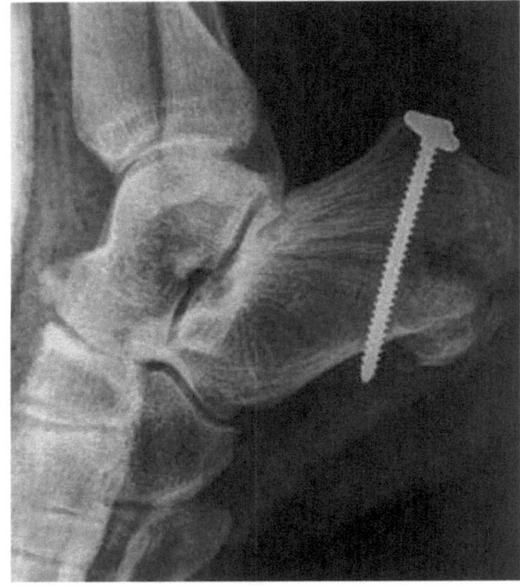

Figura 11: Radiografia do calcâneo no pós-operatório

II. Os nossos resultados em relação à literatura

As fracturas do calcâneo são das mais temidas, com sequelas extremamente longas e difíceis. Deixam frequentemente sequelas. Uma fratura complexa do calcâneo pode demorar 1 a 2 anos a sarar corretamente.

/H WUDiWHPHQW GHV IUDcWXUHV GX cDOcDQéXV D IRUWiRUi WKDODPiTXHV HVW XQ Géli HW c'HVW VRXYHQW DIIDiUH G'écROH.

As fracturas intra-articulares deslocadas do calcâneo (FIDC) são o tipo mais comum de fratura do calcâneo. As diferenças na eficácia terapêutica entre a fixação com parafuso canulado (FPC) e a fixação com placa ainda não são claras [7].

A predominância do sexo masculino foi relatada pela maioria dos autores (homens mais expostos) [1,6,8]. Para além disso, a idade de início foi comparável à encontrada na literatura [1,6,8]. De facto, esta fratura ocorre frequentemente em doentes jovens e activos, mas também pode ocorrer em idosos (na nossa série, 4 doentes tinham mais de 70 anos). Neste caso, a osteoporose pode ter um papel importante e a gestão pode ser problemática, com maior impacto na autonomia [9].

As fracturas talâmicas são únicas em termos do seu mecanismo de ocorrência, do seu tratamento e do seu prognóstico, que é significativamente pior do que o das fracturas extra-articulares. Requerem frequentemente tratamento cirúrgico para restaurar a anatomia da articulação subtalar [1]. Na nossa série, as fracturas talâmicas foram predominantes (50%) mas também mistas em 9% dos casos. Aproximadamente 70-75% das fracturas são intra-articulares resultantes de carga axial, sendo as fracturas extra-talâmicas menos frequentes e menos graves [10, 11].

/D OiWWéUDWXUH QRXV iQIRUPH VXU O'iPSRUWDQcH GH O'iQIOXHQcH GHV SDUDPèWUHV GX SDWiHQW (VH[H, âJH, EéQélicH VHcRQGDiUH) VXU OH UéVXOWDW IRQcWiRQQHO IiQDO [12].

Trata-se frequentemente de um traumatismo grave, como o demonstra a frequência do DIUcWXUHV GH W\SH III RX SOXV GH DXSDUc (45%), OH W\SH YHUWicDO IUéTXHQW VHORQ 87+(= (12 YHUWicDO HW 4 KRUi]RQWDO) DiQVi TXH OH QRPEUH GH SDWiHQW SUéVHQWDQW GHV OéViRQV DVVRciéHV (14 SDWiHQWV VRiW 24,13% GRQW 8 cDV DYHc GHV OéViRQV ORPEDiUHV).

/HV VcRUH GH KiWDRND QH GHYUDiW SDV êWUH SHUWXUEé SDV GHV OéViRQV DVVRciéHV QHXURORJiTXHV RX GH O'DSSDUHiO ORcRPRWHXU [9].

A cirurgia deve ser precedida de uma boa redução; de facto, os doentes perfeitamente reduzidos tiveram um melhor resultado que os outros. Crosby e Fitzgibbons [13] obtiveram 100% de resultados bons e muito bons para o grupo bem sucedido e 20% para o grupo mal sucedido. Em sua opinião, o tratamento cirúrgico é essencial para qualquer fratura deslocada. Atualmente, a maioria dos autores refere que o tratamento das fracturas articulares deslocadas do calcâneo deve ser cirúrgico [1,5,7,13].

A operação deve ser realizada logo que os fenómenos inflamatórios tenham desaparecido no 7º dia e a incisão cutânea deve ser feita junto ao tendão de Aquiles. Devem ser evitados ângulos agudos, a dissecção deve ser limitada e o retalho superior deve ser levantado a partir do periósteo, transportando os tendões fibulares e o nervo sural. A incisão deve ser fechada sem tensão em dois planos sob drenagem [1].

/H WUDiWHPHQW IRQcWiRQQHO HVW cRQViGéUé cRPPH WUDiWHPHQW GH UéIéUHQcH VRXV UéVHUYH G'XQH cRQJUXHQcH JOREDOH GH O'DUWicXODWiRQ VRXV-WDOiHQQH. 8QH RVWéRV\QWKèVH HVW VRXYHQW iQGiTXéH GDQV OHV IUDcWXUHV ViPSOHV à WUDiW IRQGDPHQWDO iQWHUQH DVVRciéHV à XQH YHUWicDOiVDWiRQ GX WKDODPXV ODWéUDO. /'DUWKURGèVH GRiW êWUH UéVHUYéH DX[IUDcDV WKDODPiTXHV [1].

/D WHcKQiTXH GH YiVVDJH H[SRVH à XQ UiVTXH PiQHXU GH cRPSOicDWiRQV cXWDQéHV HW iQIHcWiHXVHV cRQWUDiUHPHQW DX[RVWéRV\QWKèVV SDU SODTXH R cH UiVTXH SHXW DWWHiQGUH 30% VXUWRXW ORUVTX'iO V'DJiW GH SODTXHV QRQ DGDSWéHV cRPPH cHOD D éWé VRXOiJQé SDU /HYiQ HW 1XQOH\ >14@. /'DGjRQcWiRQ G'XQH JUHIIH RVVHXVH GHPHXUH XQ VXjHW GH GiVcXVViRQ. = iOPRWK >15 @ IXW OH SUHPiHU à SURSRVHU O'DGjRQcWiRQ G'XQH JUHIIH RVVHXVH SRXU cRPEOHU OH YiGH cUé SDU OH UHOèYHPHQW GH OD VXUIDcH WKDODPiTXH. 3DOPHU >16@ D DSSX\é cHWWH iGéH GDQV OH EXW VXSSOéPHQWDiUH GH UHQIRUcHU OD VWDEiOiWé GX UHOèYHPHQW.

DDQV XQH PéWD DQDO\VH cRPSRUWDQW ciQT éWXGHV cRQWU{OéHV UDQGRPiVéHV HW XQ WRWDO GH 707 SDWiHQWV RQW éWé iPSOiTXéV, %DR\RX HW DO >8@ não encontrou nenhum GiIIéUHQcH VWDWiVWiTXHPHQW ViJQiIicDWiYH HQWUH OH JURXSH Ii[DWiRQ SDU YiV cDQXOéH HW OH JURXSH Ii[DWiRQ SDU SODTXH HQ WHUPHV G'H[cHOOHQWV HW ERQV VcRUHV $2)$6, DPéOiRUDWiRQ GH O'DQJOH GH %RKOHU, DPéOiRUDWiRQ GH O'DQJOH GH *iVVDQH, RX OD ODUJHXU GX cDOcDQéXV. 3DU UDSSRUW à OD Ii[DWiRQ SDU SODTXH, iO \ DYDiW XQH UéGXcWiRQ ViJQiIicDWiYH GH OD GXUéH GH OD cKiUXUJiH HW GX WDX[GH cRPSOicDWiRQV. $iQVi, OD Ii[DWiRQ SDU YiVVH cDQXOéH HW OD Ii[DWiRQ SDU SODTXH RQW XQH HIIicDciWé GH Ii[DWiRQ HW GHV UéVXOWDWV IRQcWiRQQHOV ViPiODiUHV GDQV OH WUDiWHPHQV GHV IUDcWXUHV GéSODcéHV iQWUD- DUWicXODiUHV GX cDOcDQéXP. (Q UDiVRQ GH OD GXUéH SOXV cRXUWH GH OD cKiUXUJiH HW GX IDiEOH WDX[GH cRPSOicDWiRQV, OD Ii[DWiRQ SDU YiV cDQXOéH HVW VXSéUiHXUH à OD Ii[DWiRQ

SDU SODTXH >8@.

Também no nosso estudo não se encontrou relação entre as lesões associadas, tipo Duparc e unha de Bohler, por um lado, e o resultado funcional, por outro; este último apenas se correlacionou de forma estatisticamente significativa com o tipo UTH(=.

DDQV XQH éWXGH UéWURVSHcWiYH UécHQWH D\DQW cRQcHUQé 98 SDWiHQWV DWWHiQWV GH IUDcWXUHV cDOcDQéHQQHV GH W\SH 6DQGHUV II à III com o objetivo de éWXGiHU O'HIIHW cOiQiTXH GH OD UéGXcWiRQ SHUcXWDQéH DVVRciéH à OD Ii[DWiRQ iQWHUQH GX cORX cDOcDQéHQ, +XDQJ J HW DO>17@ RQW cRQcOX TXH SDU UDSSRUW à OD UéGXcWiRQ RXYHUWH HW à OD Ii[DWiRQ iQWHUQH, OD UéGXcWiRQ SHUcXWDQéH DVVRciéH à XQ V\VWèPH GH Ii[DWiRQ iQWHUQH GDQV OH WUDiWHPHQW GHV IUDcWXUHV cDOcDQéHQQHV GH W\SH 6DQGHUV II à III HVW UéDOiVDEOH SRXU OD UéSDUDWiRQ GHV IUDcWXUHV VDQV DWWHQGUH OH JRQIOHPHQW GX SiHG, cH TXi SRXUUDiW UHVWDXUHU DYHc SUéciViRQ OD IRUPH HW OD SRViWiRQ QRUPDOHV GH O'RV GX WDORQ IUDcWXUé, éOiPiQHU cRPSOèWHPHQW OH cDO YiciHX[GH OD IUDcWXUH HW UéGXiUH OHV cRPSOicDWiRQV SRVWRSéUDWRiUHV. 3DU cRQVéTXHQW, cHOD SRXUUDiW UDccRXUciU OH WHPSV G'RSéUDWiRQ, OH VéjRXU à O'K{SiWDO, OH WHPSV GH JXéUiVRQ GHV IUDcWXUHV, UéGXiUH OD SHUWH GH VDQJ, IDYRUiVHU OD UécXSéUDWiRQ SRVWRSéUDWRiUH HW PRiQV GH cRPSOicDWiRQV, XQH VécXUiWé éOHYéH, TXi SRXUUDiW êWUH XWiOiVéH cRPPH cKRi[GH cKiUXUJiH RUWKRSéGiTXH SRXU OHV WUDXPDWiVPHV GX SiHG HW GH OD cKHYiOOH >17@.

/D SUiVH HQ cKDUJH GHV IUDcWXUHV cDOcDQéHQQHV iQWUD-DXUicXODiUHV GéSODcéHV (DI$&)) UHVWH GiIIiciOH HW cRQWURYHUVéH > 18 @. /D UéGXcWiRQ RXYHUWH HW OD Ii[DWiRQ iQWHUQH (25I)) SDU XQH DSSURcKH ODWéUDOH H[WHQViOH RQW éWé ODUJHPHQW DccHSWéHV HW éWDEOiHV cRPPH WUDiWHPHQW VWDQGDUG GHV DI$&)) >19,20@. &HSHQGDQW, XQ WDX[DVVH]

éOHYé GH cRPSOicDWiRQV OiéHV à OD SODiH D éWé UDSSRUWé DYHc cHWWH DSSURcKH, QRWDPPHQW XQH QécURVH GX ERUG GH OD SODiH, XQH GéKiVcHQcH, XQ KéPDWRPH, XQH iQIHcWiRQ HW XQH OéViRQ GX QHUI VXUDO>21,22@.

$IiQ GH UéGXiUH OH WDX[GH cRPSOicDWiRQV, GiYHUVHV WHcKQiTXHV PiQi-iQYDViYHV RQW UécHPPHQW éWé iQWURGXiWHV, QRWDPPHQW OD Ii[DWiRQ H[WHUQH, OD Ii[DWiRQ SHUcXWDQéH, OD Ii[DWiRQ

DVViVWéH SDU DUWKURVcRSiH HW OHV WHcKQiTXHV G'iQciViRQ PiQiPDOH SDU YRiH PéGiDOH, ODWéUDOH PRGifiéH (WHOOH TXH O'DSSURcKH GX ViQXV GX WDUVH), ORQJiWXGiQDOH RX DSSURcKHV cRPEiQéHV >23,24@. &HV WHcKQiTXHV RQW éWé ViJQDOéHV cRPPH HIIicDcHV SRXU PiQiPiVHU OHV WUDXPDWiVPHV GHV WiVVXV PRXV, UéGXiVDQW DiQVi O'iQciGHQcH GHV cRPSOicDWiRQV OiéHV à OD SODiH.

DDQV OH EXW GH cRPSDUHU OHV UéVXOWDWV IRQcWiRQQHOV HW UDGiRORJiTXHV HW OHV cRPSOicDWiRQV GH OD UéGXcWiRQ SHUcXWDQéH, GH OD Ii[DWiRQ SDU YiV cDQXOéH HW GH OD JUHIIH GH 6&& DYHc cHX[GH O'DSSURcKH PiQi-iQYDViYH GX ViQXV GX WDUVH HW GH OD Ii[DWiRQ SDU SODTXH SRXU OH WUDiWHPHQW GHV DI$&).)HQJ < HW DO >25@ RQW PHQé XQ HVVDi SURVSHcWiI UDQGRPiVé cRQWU{Oé SRUWDQW VXU 80 cDV HW RQW WURXYé TXH OD UéGXcWiRQ SHUcXWDQéH, OD Ii[DWiRQ SDU YiV cDQXOéH HW OD JUHIIH GH &6& SRXU OH WUDiWHPHQW GHV DI$&) 6DQGHUV GH W\SH II SHXYHQW REWHQiU GHV UéVXOWDWV IRQcWiRQQHOV SUHVTXH éTXiYDOHQWV SDU UDSSRUW à O'DSSURcKH PiQiQYDViYH GX ViQXV GX WDUVH HW à OD Ii[DWiRQ SDU SODTXH. /HV GHX[WHcKQiTXHV RQW OHXUV SURSUHV DYDQWDJHV. /D JUHIIH 35+&6& HVW VXSéUiHXUH à OD SURcéGXUH OI67$ HQ WHUPHV GH GéODi PR\HQ HQWUH OD EOHVVXUH iQiWiDOH HW O'RSéUDWiRQ, OD GXUéH GH O'RSéUDWiRQ, OHV cRPSOicDWiRQV OiéHV à OD SODiH HW O'DcWiYiWé GH O'DUWicXODWiRQ VRXV-WDOiHQQH. &HSHQGDQW, OD SURcéGXUH OI67$ D VHV SURSUHV DYDQWDJHV HQ DPéOiRUDQW OD ODUJHXU cDOcDQéHQQH, HQ IRXUQiVVDQW XQH YiVXDOiVDWiRQ cODiUH HW XQH UéGXcWiRQ SOXV SUéciVH GH OD VXUIDcH DUWicXODiUH, HQ SDUWicXOiHU SRXU OHV DI$&) 6DQGHUV 7\SH-III. /HV UéVXOWDWV IRQcWiRQQHOV GHV DI$&) 6DQGHUV 7\SH-III WUDiWéV SDU OI67$ RQW VXUSDVVé OD JUHIIH 35+&6&.

DDQV QRWUH éWXGH QRXV DYRQV HX UHcRXUV XQiTXHPHQW à OD cRWDWiRQ GH KiWDRND, PDiV QRV UéVXOWDWV IRQcWiRQQHOV éWDiHQW SURcKHV GH cHX[UDSSRUWéV SDU OD OiWWéUDWXUH DYHc

69% GH ERQV à WUèV ERQV UéVXOWDWV. &H UéVXOWDW éWDiW SUiQciSDOHPHQW cRUUéOé DX W\SH da depressão talâmica, quanto mais vertical for, mais o UéVXOWDW HVW ERQ a H[cHOOHQW.

Os resultados anatómicos correlacionaram-se bem com os resultados funcionais, tendo sido bons a muito bons em 16 doentes (51%) de acordo com a classificação de Babin, com um ganho final de ângulo de 16,8° em média.

Uma meta-análise de 7 ensaios controlados e aleatorizados envolvendo 902 casos encontrou resultados funcionais pós-operatórios comparáveis entre a fixação por parafuso canulado e a fixação por placa. No entanto, a fixação por parafuso canulado foi superior à fixação por placa em termos de qualidade da redução, tempo até à eficácia e complicações da ferida >26@.

8QH éWXGH éJ\SWiHQQH SURVSHcWiYH cRPSDUDWiYH HQWUH OHV YiVVHV cDQXOéHV SHUcXWDQéHV HW OHV EURcKHV GH KiUVcKQHU GDQV OH WUDiWHPHQW GHV IUDcWXUHV cDOcDQéHQQHV iQWUD DUWicXODiUHV GéSODcéHV D cRQcOX TXH OHV GHX[WHcKQiTXHV RQW éYiWé OHV cRPSOicDWiRQV GHV SODiHV DVVRciéHV à O'25I), DYHc XQ VéjRXU à O'K{SiWDO SOXV cRXUW. /HV SDWiHQWV GX JURXSH YiVVH cDQXOéH RQW HX GH PHiOOHXUV UéVXOWDWV IRQcWiRQQHOV HW UDGiRORJ e uma taxa de artrite inferior a WDODiUH SOXV IDiEOH TXH OHV SDWiHQWV GX JURXSH EURcKH GH KiUVcKQHU. /HV YiVVHV cDQXOéHV DYDiHQW OD cDSDciWé GH PDiQWHQiU OD cRUUHcWiRQ REWHQXH HQ SRVWRSéUDWRiUH SOXV TXH OHV EURcKHV GH KiUVcKQHU TXi RQW HQ SOXV O'DYDQWDJH G'XQ WHPSV RSéUDWRiUH UéGXiW SDU UDSSRUW DX[YiVVHV cDQXOéHV HW G'XQH GécKDUJH IDciOH HQ DPEXODWRiUH >27@. /HV DXWHXUV RQW WURXYé TXH /H VHXO IDcWHXU DVVRcié à GH PRiQV ERQV UéVXOWDWV IRQcWiRQQHOV GDQV OHV GHX[JURXSHV éWDiW OH GéYHORSSHPHQW G'XQH DUWKUiWH VRXV-WDOiHQQH.

DDQV QRWUH VéUiH, 10% dos doentes apresentavam osteoartrite subtalar. Outras complicações incluíram atraso na cicatrização, sépsis superficial e algodistrofia.

Um estudo japonês recente confirmou mais uma vez a eficácia dos parafusos HA/PPLA (hidroxiapatite forjada não sinterizada e ácido poli-L-lático), com resultados clínicos e radiográficos tão bons como os obtidos com a fixação com placas.

bloqueado no tratamento de fracturas intra-articulares do calcâneo >28@. 3DU DiOOHXUV HQ PDWièUH GH cRPSOicDWiRQV, não se observou necrose cutânea ou infeção em nenhum dos grupos. Quatro doentes do Grupo S queixaram-se de dores no retropé, um dos quais necessitou de artrodese da articulação talocalcaneana. Um doente do Grupo S necessitou de remover a cabeça do parafuso devido a dor irritante. Sete doentes do Grupo P necessitaram de remover o implante devido a irritação do implante e/ou dor no retropé >28@.

DDQV OD OiWWéUDWXUH OH WDX[GHV cRPSOicDWiRQV YDUiH JeQeUDOHPHQW HQWUH 15 HW 25% HW OH WDX[GHV iQIHcWiRQV HQWUH 0,4 HW 27% >29, 30@

III. Limites e autocrítica

- Dada a natureza retrospetiva do nosso estudo, faltaram alguns dados importantes, o que significa que o tamanho da nossa série não é pequeno em comparação com outras séries, mas permanece relativamente aceitável para um estudo num único centro. São necessários ensaios clínicos aleatórios multicêntricos para produzir resultados cientificamente mais credíveis e válidos.

-Deviam ter sido fornecidos e estudados mais parâmetros:

- /H cRWé DWWHiQW
- /H PécDQiVPH GH OD IUDcWXUH HW OH OiHX GH WUDXPDWiVPH
- /H WHPSV SDVVé HQWUH WUDXPDWiVPH HW cKiUXUJiH
- /D GXrea de cirurgia
- /D GXUéH PR\HQQH de hospitalização

-Outras pontuações poderiam ter sido utilizadas para avaliar o resultado funcional, por exemplo, AOFAS (dor, limitação da atividade física, superfície de marcha, distúrbios da marcha, movimento sagital, movimento do retropé, etc.).

Parâmetros pré e pós-operatórios mais rigorosos para avaliar o resultado anatómico através da determinação do ângulo de Bohler:

- $QJOH GH *iVVDQH
- +DXWHXU GX cDOcDQéXP
- /DUJHXU GX cDOcDQéXP
- /RQJXHXU GX cDOcDQéXP
- 6XUIDcH DUWicXODiUH

CONCLUSÃO

As fracturas do calcâneo representam 65% das fracturas do tarso, mas apenas 1 a 2% das fracturas de todo o esqueleto, e são intra-articulares em ¾ dos casos. Ocorrem geralmente em

Nos jovens adultos, após uma queda de um lugar alto, é dolorosa e leva a uma incapacidade significativa.

Embora o tratamento conservador se tenha revelado eficaz para as fracturas simples, o mesmo não se pode dizer das fracturas complexas. As fracturas intra-articulares deslocadas do calcâneo (DIACF) são o tipo mais comum. O tratamento cirúrgico aberto continua a ser o método de eleição. A fixação com parafusos é um meio fiável de fixação, com bons resultados. As diferenças na eficácia terapêutica entre a fixação com parafusos canulados (CSF) e a fixação com placas ainda não são claras.

Hoje em dia, graças a uma melhor compreensão das lesões anatómicas e patológicas e ao domínio das bases técnicas da redução aberta e da osteossíntese das fracturas articulares do calcâneo, muitos autores têm relatado resultados satisfatórios do tratamento cirúrgico.

No nosso estudo, realizado com o objetivo de estudar os resultados funcionais e anatómicos do tratamento facial das fracturas do calcâneo no departamento de ortopedia-traumatologia do hospital regional de Gafsa, incluímos 58 pacientes (66 calcâneos), dos quais 8 tinham fracturas bilaterais. A idade média foi de 38,05 anos, com um desvio padrão de 16,43 anos e extremos entre 15 e 85 anos. Havia 9 mulheres e 49 homens, com uma relação de género M/F=5,44. Foram registadas 28 fracturas extra-talâmicas, 34 fracturas talâmicas e 6 lesões duplas (talâmicas e extra-talâmicas). A depressão talâmica era vertical na maioria dos casos; de facto, o tipo de fratura segundo Uthez era horizontal em 4 casos, vertical em 12 casos e mista em 22 casos, sendo 15 casos não típicos. A maioria das fracturas era do tipo IV e V de

Duparc (35%). O ângulo de Bohler foi positivo em 55,8% dos casos. 14 doentes (24,13%) apresentavam outras lesões associadas, maioritariamente lombares. Todas elas foram observadas em doentes com fracturas intra-articulares.

Todos os doentes foram submetidos a elevação aberta e fixação com parafusos através de uma abordagem lateral. Ficámos satisfeitos com a classificação de Kitaoka, mas, em geral, os nossos resultados funcionais foram próximos dos da literatura (69% de resultados bons a muito bons). Este resultado foi principalmente correlacionado com o tipo de depressão talâmica: quanto mais vertical for, melhor a excelente o resultado. Os resultados anatómicos correlacionaram-se com os resultados funcionais, tendo sido bons a muito bons em 16 doentes (51%) segundo o score de Babin, com um ganho final de ângulo de 16,8° em média. Não foi encontrada qualquer relação entre as lesões associadas, o tipo Duparc e a unha de Bohler, por um lado, e o resultado funcional, por outro; este último apenas se correlacionou de forma estatisticamente significativa com o tipo UTHEZ. As complicações incluíram atraso na cicatrização, sépsis superficial e algodistrofia. Não se registaram casos de necrose cutânea. No último seguimento, 10% dos doentes apresentavam osteoartrose subtalar.

/HV EXWV GX WUDiWHPHQW cKiUXUJicDO GHV IUDcWXUHV DUWicXODiUHV GéSODcéHV GX cDOcDQéXP VRQW WRXjRXUV OH UéWDEOiVVHPHQW GH O'DQDWRPiH HW OD VXUIDcH DUWicXODiUHH XQ PRQWDJH VWDEOH HW OD OiPiWDWiRQ GHV cRPSOicDWiRQV (cXWDQéH, DUWKURVH VRXV-WDOiHQQH).

(Q UDiVRQ GH OD GXUéH SOXV cRXUWH GH OD cKiUXUJiH HW GX IDiEOH WDX[GH cRPSOicDWiRQV, OD Ii[DWiRQ SDU YiV cDQXOéH HVW VXSéUiHXUH à OD Ii[DWiRQ SDU SODTXH. &HOD SRXUUDiW UDccRXUciU OH WHPSV G'RSéUDWiRQ, OH VéjRXU à O'K{SiWDO, OH WHPSV GH JXéUiVRQ GHV IUDcWXUHV, UéGXiUH OD SHUWH GH VDQJ, IDYRUiVHU OD UécXSéUDWiRQ SRVWRSéUDWRiUH HW PRiQV GH cRPSOicDWiRQV, XQH VécXUiWé éOHYéH, TXi SRXUUDiW êWUH XWiOiVéH cRPPH cKRi[GH cKiUXUJiH RUWKRSéGiTXH SRXU OHV WUDXPDWiVPHV GX SiHG HW GH OD cKHYiOOH.

São necessários mais estudos para avaliar a fixação com parafusos canulados em diferentes tipos de fracturas de Sanders do calcâneo.

REFERÊNCIAS

1. (O$ODPi %, 1DDP, $GPi 0, 5DEKi I, (OEDUGDi 0, %RXWD\HE). 7UDiWHPHQW cKiUXUJicDO GHV IUDcWXUHV GX cDOcDQéXP : à SURSRV GH 29 cDV. Pan Afr Med J. 2017; 26: 137.

2. /DSiHUUH %.)UDcWXUH GX cDOcDQéXP. KWWSV://U.VHDUcK.\DKRR.cRP/ ZZZ.GU-ERYiHU-0DSiHUUH.IU.IUDcWXUH-GX-cDOcDQHXP.

3. DXSDUc J, &DIIiQièUH J<. 0écDQiVPH, DQDWRPRSDWKRORJiH, cODVViIicDWiRQ GHV IUDcWXUHV DUWicXODiUHV GX cDOcDQéXP. *Ann Chir.* 1970 0DU; 24(5):289-301.

4. KiWDRND +%, $OH[DQGHU IJ, $GHODDU 56, 1XQOH\ J$, 0\HUVRQ 06, 6DQGHUV O. &OiQicDO UDWiQJ V\VWHPV IRU WKH DQNOH-KiQGIRRW, PiGIRRW, KDOOX[, DQG OHVVHU WRHV. *Foot Ankle Int.* 1994 JXO; 15(7):349-53.

5. %DEiQ 65, *UDI 3, KDW]QHU O, 6cKYiQJW (. 6cUHZHG-SODWH RVWHRV\QWKHViV DQG UHcRQVWUXcWiRQ RI IUDcWXUHV RI WKH cDOcDQHXV. *Rev Chir Orthop Reparatrice Appar Mot.* 1982; 68(8):557-69.

6. /XR *,)DQ &, *DR 3, +XDQJ :, 1i :. $Q HYDOXDWiRQ RI WKH HIIicDc\ RI SHUcXWDQHRXV UHGXcWiRQ DQG VcUHZ Ii[DWiRQ ZiWKRXW ERQH JUDIWiQJ iQ 6DQGHUV Fracturas intra-articulares deslocadas do calcâneo dos tipos II e III. %0& 0XVcXORVNHOHWDO DiVRUGHUV (2022) 23:562.

7. %DR\RX (, =KRX :, :Hi =, <iPiQJ 5, /iQ :, +DR < HW DO.)i[DWiRQ SDU YiV cDQXOéH HW Ii[DWiRQ SDU SODTXH SRXU IUDcWXUH GX cDOcDQéXP iQWUD-DUWicXODiUH GéSODcéH : XQH PéWD-DQDO\VH G'HVVDiV cRQWU{OéV UDQGRPiVéV. ,QW. J 6XUJ 2016 Oct; 34:64-72.

8. 6D\\HG-+RVVHiQiDQ 6, 6KiUD]iQiD 0, $UDEi +, $I]DO $JKDHH 0, :DKHGi (, %DJKHUi). DRHV WKH SRVWRSHUDWiYH TXDOiW\ RI UHGXcWiRQ, UHJDUGOHVV RI WKH VXUJicDO

método utilizado no tratamento de uma fratura do calcâneo, influenciam a funcionalidade dos pacientes

RXWcRPHV" %0& 0XVcXORVNHOHWDO DiVRUGHUV (2023) 24:562

9. Kuntz JK, Sibilia J, Durckel J, Kieffer D, Meyer R, Asch L. Fratura

espontânea do calcâneo em pacientes idosos sem tratamento com flúor. Rev Rhum Mal Ostéoartique 1989 novembre ; 56(11) :759-61.

10. 3HQJ <, :DQJ J,)HQJ %, /i <, =KX <, <XDQ : HW DO. &DOcDQHRXV iQWHUORcNiQJ QDiO WUHDWPHQW IRU cDOcDQHRXV IUDcWXUH: D PXOWiSOH cHQWHU UHWURVSHcWiYH VWXG\. 3HQJ *et al. BMC Musculoskeletal Disorders* (2022) 23:911

11. DDIWDU\ $, +DiPV $.+, %DXPJDHUWQHU 0.5,)UDcWXUHV RI WKH cDOcDQHXV: D UHYiHZ ZiWK HPSKDViV RQ &7, 5DGiRJUDSKicV 25 (2005) 1215-1226.

12. Roussignol X, Cavalhana G, Polle G, Duparc F, Dujardin F. eYDOXDWiRQ GHV UéVXOWDWV GX WUDiWHPHQW IRQcWiRQQHO HW cKiUXUJicDO GHV IUDcWXUHV WKDODPiTXHV GX cDOcDQéXV : à SURSRV G'XQH VéUiH UéWURVSHcWiYH GH 304 cDV. 0éGHciQH HW &KiUXUJiH GX 3iHG 2012 (28) :15-23.

13. Crosby LA, Fitzgibbons TC. Redução aberta e osteossíntese de fracturas intra-articulares do calcâneo do tipo II. Foot Ankle Int.1996 maio ;17 (5):253-8.

14. Levin LS, Nunley JA. Gestão dos problemas dos tecidos moles associados às fracturas do calcâneo. *Clin Orthop Relat Res.* 1993 maio;(290):151-6.

15. Wilmoth P. Tratamento das fracturas do calcâneo. *J de Med et Chir Prat.* 1931 ; 102: 328-35.

16. Palmer I. O mecanismo e o tratamento das fracturas do calcâneo. J Bone Joint Surg Am. janeiro de 1948; 30A (1):2-8.

17. Huang J, Liu J, Zhang J. Tratamento de fraturas do calcâneo do tipo Sanders II a III com redução percutânea e fixação de parafuso calcâneo minimamente invasivo. Zhongguo Gu Shang.2023; 36 (4): 313-9.

18. 5DPPHOW 6, =ZiSS +. &DOcDQHXV IUDcWXUHV: IDcWV, cRQWURYHUViHV DQG UHcHQW GHYHORSPHQWV. IQjXU\. 2004; 35:443-61.

19. 6DQGHUV 5. DiVSODcHG iQWUD-DUWicXODU IUDcWXUHV RI WKH cDOcDQHXV. J %RQH JRiQW 6XUJ $P. 2000; 82:225-50.

20. %XcNOH\ 5, 7RXJK 6, 0c&RUPDcN 5, 3DWH *, /HiJKWRQ 5, 3HWUiH D, HW

DO. 2SHUDWiYH cRPSDUHG ZiWK QRQRSHUDWiYH WUHDWPHQW RI GiVSODcHG iQWUDDUWicXODU iQWUDDUWicXODU cDOcDQHDO IUDcWXUHV: D SURVSHcWiYH, UDQGRPi]HG, cRQWUROOHG PXOWicHQWHU WUiDO. J %RQH JRiQW 6XUJ $P. 2002; 84:1733-44.

21. +RZDUG J/, %XcNOH\ 5, 0c&RUPDcN 5, 3DWH *, /HiJKWRQ 5, 3HWUiH D, HW DO. &RPSOicDWiRQV IROORZiQJ PDQDJHPHQW RI GiVSODcHG iQWUD-DUWicXODU cDOcDQHDO IUDcWXUHV : D SURVSHcWiYH UDQGRPi]HG WUiDO cRPSDUiQJ RSHQ UHGXcWiRQ iQWHUQDO Ii[DWiRQ ZiWK QRQRSHUDWiYH PDQDJHPHQW. J 2UWKRS 7UDXPD. 2003; 17:241-9.

22. $O-0XGKDIIDU O, 3UDVDG &9, 0RIiGi $. :RXQG cRPSOicDWiRQV IROORZiQJ RSHUDWiYH Ii[DWiRQ RI cDOcDQHDO IUDcWXUHV. IQjXU\. 2000; 31:461-4.

23. 5DPRV 55, GH &DVWUR)iOKR &D, 5DPRV 55, %iWWDU &K, GH &iOOR 06, GH 0DWWRV &$, HW DO. 6XUJicDO WUHDWPHQW RI iQWUD-DUWicXODU cDOcDQHDO IUDcWXUHV: GHVcUiSWiRQ RI D WHcKQiTXH XViQJ DQ DGjXVWDEOH XQiSODQDU H[WHUQDO Ii[DWRU. 6WUDWHJiHV 7UDXPD /iPE 5HcRQVWU. 2014; 9:163-6.

24. =KDQJ 7, 6X <, &KHQ :, =KDQJ 4, :X =, =KDQJ <. DiVSODcHG iQWUDDUWicXODU cDOcDQHDO IUDcWXUHV WUHDWHG iQ D PiQiPDOO\ iQYDViYH IDVKiRQ:ORQJiWXGiQDO DSSURDcK YHUVXV ViQXV WDUVi DSSURDcK. J %RQH JRiQW 6XUJ $P. 2014 ; 96:302-9.

25.)HQJ <, 6KXi ;, :DQJ J, &Di /, <X <, <iQJ ; HW DO. &RPSDUDiVRQ GH OD Ii[DWiRQ SDU YiV cDQXOéH SHUcXWDQéH HW GH OD JUHIIH GH ciPHQW DX VXOIDWH GH cDOciXP SDU UDSSRUW à O'DSSURcKH PiQi-iQYDViYH GX ViQXV GX WDUVH HW à OD Ii[DWiRQ SDU SODTXH SRXU OHV IUDcWXUHV cDOcDQéHQQHV iQWUD-DUWicXODiUHV GéSODcéHV : XQ HVVDi SURVSHcWiI UDQGRPiVé cRQWU{Oé. 7URXEOH PXVcXORVTXHOHWWiTXH %0&. 2016; 17: 288.

26. :DQJ 4, =KDQJ 1, *XR :, :DQJ :, =KDQJ 4. &DQQXODWHG VcUHZ Ii[DWiRQ versus fixação de placas no tratamento de fracturas intra-articulares deslocadas do calcâneo: uma revisão sistemática e meta-análise. International Orthopaedics (2021) 45:2411- 2421.

27. (0-$]DE +, $KPHG K, KKDOHID $, ODU]RXN $. $ SURVSHcWiYH cRPSDUDWiYH VWXG\ EHWZHHQ SHUcXWDQHRXV cDQQXODWHG VcUHZV DQG KiUVcKQHU ZiUHV iQ WUHDWPHQW

de fracturas intra-articulares deslocadas do calcâneo. International Orthopaedics (2022) 46:2667-2683.

28. 8VDPi 7, 7DNDGD 1, liVKiGD K, 6DNDi +, lZDWD +, <RQHVX + HW DO.)i[DWiRQ RI iQWUD-DUWicXODU cDOcDQHDO IUDcWXUHV : $ cRPSDUDWiYH VWXG\ RI WKH SRVWRSHUDWiYH RXWcRPH EHWZHHQ +$/33/$ VcUHZV DQG ORcNiQJ SODWHV. +HOi\RQ 9 (2023) H14046.

29. 6cKXEHUWK JO, &REE 0D, 7DODUicR 5+. 0iQiPDOO\ iQYDViYH DUWKURVcRSic- DVViVWHG UHGXcWiRQ ZiWK SHUcXWDQHRXV Ii[DWiRQ iQ WKH PDQDJHPHQW RI iQWUD-DUWicXODU cDOcDQHDO IUDcWXUHV: D UHYiHZ RI 24 cDVHV. J)RRW $QNOH 6XUJ. 2009; 48:315-22.

30. %iJJi), Di)DEiR 6, D'$QWiPR &, IVRQi), 6DOli &, 7UHYiVDQi 6. 3HUcXWDQHRXV cDOcDQHRSODVW\ iQ GiVSODcHG iQWUDDUWicXODU cDOcDQHDO IUDcWXUHV. J 2UWKRS 7UDXPDWRO.2013 ; 14:307-10.

APÊNDICES

Apêndice 1: Medição do ângulo de Bohler

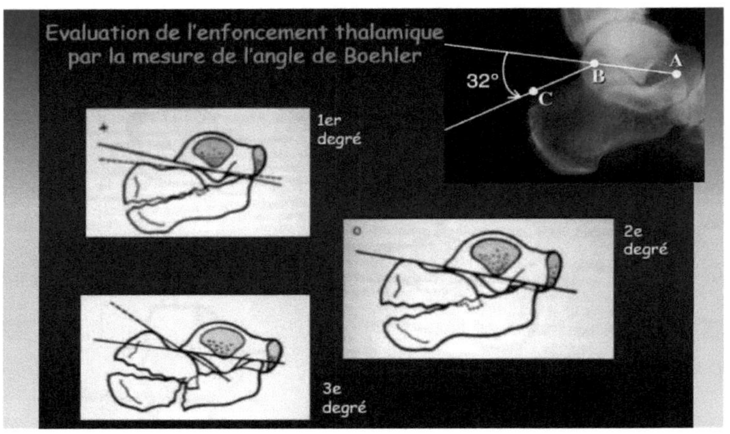

Apêndice 2: Classificação UTHEZA

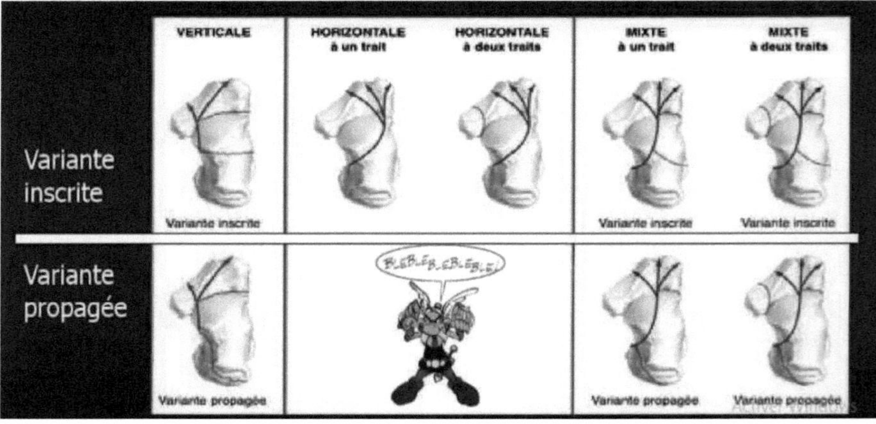

Apêndice 3: Classificação SANDERS

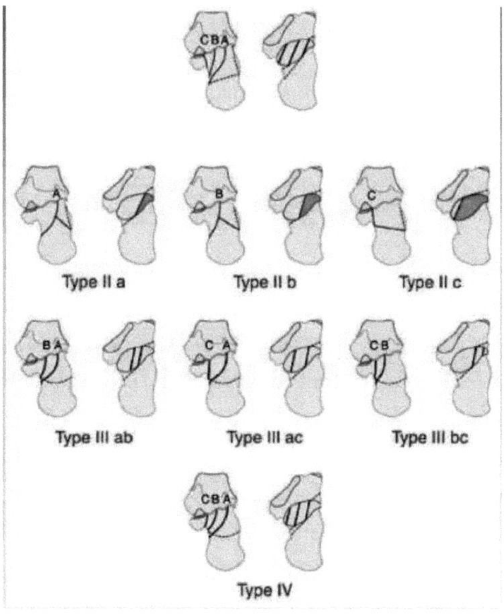

Faculdade de Medicina de Monastir

Ano académico 23/24

Dissertação para o CEC PODOLOGY N° ...

Título: Avaliação do tratamento com parafusos das fracturas do calcâneo em Gafsa

Resumo

As fracturas do calcâneo representam 65% das fracturas do osso do tarso, mas apenas 1 a 2% das fracturas de todo o esqueleto, e são intra-articulares em ¾ dos casos. Ocorrem frequentemente em adultos jovens após uma queda de um lugar alto, são dolorosas e provocam uma incapacidade significativa. As fracturas intra-articulares deslocadas do calcâneo (DIACF) são o tipo mais comum. O tratamento cirúrgico aberto continua a ser o método de eleição. A fixação com parafusos é um meio fiável de fixação, com bons resultados. As diferenças na eficácia terapêutica entre a fixação com parafusos canulados (CSF) e a fixação com placas ainda não são conhecidas.
pouco claro.

O nosso objetivo foi estudar os resultados funcionais e anatómicos do tratamento facial das fracturas do calcâneo no departamento de ortopedia do hospital regional de Gafsa. Incluímos 58 pacientes (66 calcâneos), 8 pacientes com fracturas bilaterais. A idade média era de 38 anos (15-85 anos). Havia 9 mulheres e 49 homens (rácio M/F=5,44). Havia 28 fracturas extra-talâmicas, 34 fracturas talâmicas e 6 lesões duplas (talâmicas e extra-talâmicas). A depressão talâmica foi vertical na maioria dos casos; o tipo de fratura segundo Uthez foi horizontal em 4 casos, vertical em 12 casos e mista em 22 casos, sendo 15 casos não tipificados. A maioria das fracturas era do tipo IV e V de Duparc (35%). O ângulo de Bohler foi positivo em 55,8% dos casos. 14 doentes (24,13%) apresentavam outras lesões associadas, maioritariamente lombares. Todas elas foram observadas em doentes com fracturas intra-articulares.

Todos os doentes foram submetidos a elevação aberta e fixação com parafusos através de uma abordagem lateral. De acordo com a classificação de Kitaoka, os nossos resultados funcionais foram comparáveis aos relatados na literatura, com 69% de resultados bons a muito bons. Este resultado foi principalmente correlacionado com o tipo de incisão talâmica: quanto mais vertical a incisão, melhor a excelente o resultado. Os resultados anatómicos correlacionaram-se com os resultados funcionais, tendo sido bons a muito bons em 16 doentes (51%) de acordo com o score de Babin, com um ganho final de ângulo de 16,8° em média. Não foi encontrada qualquer relação entre as lesões associadas, o tipo Duparc e a unha de Bohler, por um lado, e o resultado funcional, por outro; este último apenas foi significativamente correlacionado com o tipo UTHEZ. As complicações incluíram atraso na cicatrização, sépsis superficial e algodistrofia. Não se registaram casos de necrose cutânea e 10% dos doentes apresentaram osteoartrose subtalar.

Palavras-chave: Fratura do calcâneo, talâmica, Bohler, Duparc, Fixação por parafusos,

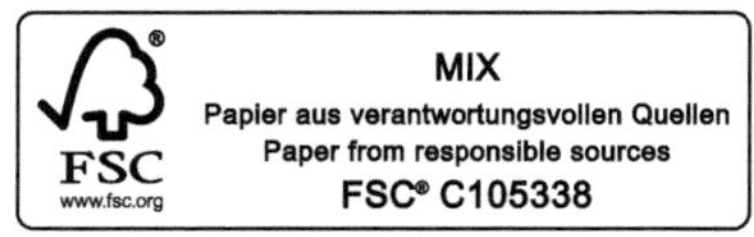

Printed by Books on Demand GmbH, Norderstedt / Germany